NOTICE

SUR LES

EAUX THERMALES

DE SAXON,

CANTON DU VALAIS (SUISSE),

PAR

ARISTIDE REINVILLIER,

Docteur en Médecine de la faculté de Paris,

AVEC L'ANALYSE CHIMIQUE,

Par PYRAME MORIN, de Genève.

PARIS.

Imprimerie de A. APPERT, 54, passage du Caire.

Dépôt, 15, Faubourg-Montmartre.

1846.

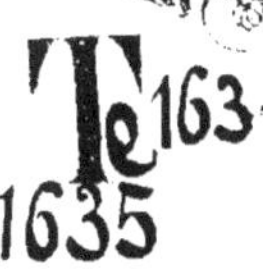

NOTICE

SUR LES

EAUX THERMALES

DE SAXON,

CANTON DU VALAIS (SUISSE),

PAR

ARISTIDE REINVILLIER,

Docteur en Médecine de la faculté de Paris,

AVEC L'ANALYSE CHIMIQUE,

Par PYRAME MORIN, de Genève.

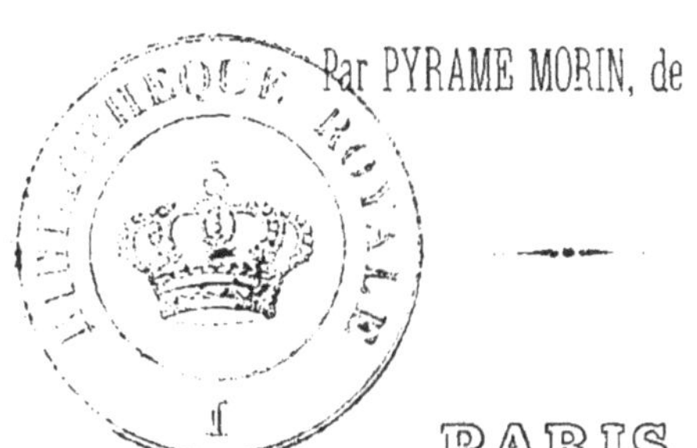

PARIS.

Imprimerie de A. APPERT, 54, passage du Caire.

Dépôt, 15, Faubourg-Montmartre.

1846.

A Monsieur MARJOLIN, *professeur à la Faculté de Médecine de Paris, membre de l'Académie royale de Médecine, chirurgien en chef de l'hôpital Beaujon, officier de la Légion-d'Honneur, etc., etc.*

MONSIEUR ET TRÈS HONORÉ MAÎTRE,

En vous offrant cet opuscule, je ne me suis point arrêté à son peu d'importance, espérant que le fait disparaîtrait devant l'intention.

J'ai pensé que ce faible hommage serait regardé comme un gage de sympathie des jeunes praticiens et de leur reconnaissance pour le bienveillant appui que vous ne cessez d'accorder à leurs efforts.

Veuillez agréer, Monsieur et très honoré maître, ce témoignage public de mon dévoûment et de mon respect.

A. REINVILLIER.

Paris, 10 avril 1846.

Le traitement des eaux minérales, employées à leur source, est, sans contredit, de tous les secours de la médecine, le mieux en état d'opérer, pour le physique et le moral, toutes les révolutions nécessaires et possibles dans les maladies chroniques. Tout y concourt : le voyage, l'espoir de réussir, la diversité des nourritures, l'air surtout qu'on respire et qui baigne et pénètre le corps, l'étonnement où l'on se trouve sur les lieux, le changement de sensations habituelles, les connaissances nouvelles qu'on fait, les petites passions qui naissent dans ces occasions, l'honnête liberté dont on jouit; tout cela change, bouleverse, détruit les habitudes d'incommodités et de maladies auxquelles sont sujets les habitants des villes.

(BORDEU, *Recherches sur les Maladies chroniques*, Paris, 1775, page 24.)

Certes, les Pyrénées possèdent un air d'une exquise pureté, des sites admirables, et de pareils avantages se retrouvent en d'autres contrées riches en sources médicamenteuses. Mais les obstructions du bas-ventre, le rhumatisme ancien, les vieilles plaies, le catarrhe chronique, l'asthme, ne sont guère impressionnés que je sache, par les charmes du paysage et les plaisirs de la vie des champs. De pareilles influences n'ont sans doute pas grande prise non plus sur les chevaux, que la boisson des eaux de Cauterets ou du Mont-d'Or guérit d'affections pulmonaires. Il faut donc bien admettre le fait qui se produit d'une manière si saillante et reconnaître avec Bordeu que ces eaux sont un des plus puissants remèdes contre les maladies chroniques, souvent si désespérantes par leur invincible résistance.

(BERTRAND, *Voyages aux eaux des Pyrénées*, page 376.)

NOTICE

SUR LES

EAUX THERMALES DE SAXON.

L'on chercherait vainement en Europe un établissement d'eaux minérales aussi heureusement situé que celui des bains de Saxon : placé dans le canton du Valais, au milieu des merveilles les plus extraordinaires de la Suisse, il est pour ainsi dire le point culminant de cet intéressant pays où la nature a rassemblé ses splendides curiosités. Il faudrait donc pour donner une idée de sa situation, décrire cette importante partie de la Suisse qui a déjà exercé tant de plumes habiles, inspiré tant de pages éloquentes, et un volume suffirait à peine à cet essai. En présence d'une pareille difficulté et en raison du but médical de cette notice, je ne puis que renvoyer le lecteur à ces nombreux et intéressants ouvrages pour avoir une idée nette de sa charmante position, et des ressources de tout genre qu'elle offre à ceux qui fréquentent les eaux.

Sortant de la montagne de Pierre-à-Voir, qui sépare la vallée du Rhône de celle de Bagnes ; situées entre la ville de Sion et celle de Martigny, dont elles sont distantes de deux lieues seulement; les eaux de Saxon ont encore l'avantage de jaillir à côté de la grande route du Simplon et à quelques minutes des bords du Rhône. La beauté du climat, la douceur de la température, contribuent à embellir ces lieux, dominés par des collines chargées d'une riche végétation et variées par mille accidents naturels d'où la vue s'étend sur la chaîne des Alpes depuis le col de Balme et la Tête Noire, jusqu'aux montagnes de Louèche. Là se massent les cols d'Établon et d'Orséra, le pic de Pierre-à-Voir, le mont Pleureur, la Dent Blanche, etc., etc.; plus loin le mont Blanc et le mont Rosa; la Vierge, le Cervin, le Moine, l'Eiger, le Finsteraarhorn, le Schereckhorn, le mont Leone. Au dessous d'eux l'on aperçoit les Cimes Blanches; les Dents de Morcle et du Midi, la Dent d'Erron, les monts Combin, Corne, les Diablerets, etc., etc.

L'aspect grandiose de cet immense panorama offre à la vue un ensemble majestueux qui varie à chaque instant du jour, selon la manière dont la lumière lui est distribuée et frappe les yeux de l'observateur étonné des splendeurs les plus merveilleuses de la création.

Quoi en effet imaginer de plus majestueusement beau que ces hautes montagnes couvertes de neiges éternelles, que ces pics couronnés de glaciers aussi vieux que le monde, séparés par d'immenses précipices, laissant échapper de leurs flancs des torrents écumeux que viennent grossir à chaque pas d'aériennes et brillantes cascades.

Qu'on n'aille pas cependant supposer que les vallées du Rhône et de Bagnes encadrées dans ces monts glacés ont une température semblable à leur entourage. Tous ceux qui ont parcouru la Suisse, savent que ce n'est pas un de ses moindres charmes que d'offrir parmi ses glaciers aux formes anguleuses et sauvages des vallées délicieuses dont le sol beaucoup moins élevé est protégé contre les vents par les montagnes environnantes, cause principale de la douceur du climat qui règne au-dessous d'elles.

Les mêmes effets se produisent au lac Majeur par exemple, où il n'est pas un seul touriste qui ne soit frappé du singulier contraste qu'offre ses îles privilégiées avec les montagnes qui bordent le lac. Là en effet règne un printemps éternel et autour du lac un hiver qui ne finit jamais, ici les Magnolia, les Aloès, les Cactus, etc., poussent toute l'année en pleine terre : des orangers et des citronniers chargés de fleurs et de fruits forment des bois odorants ou s'élèvent en espaliers ; des cabanes sont enfouies sous des avalanches de roses; et là, tout près, à une très petite distance, s'élève une ceinture de neiges et de glaces dont l'aspect sévère vient encore donner plus de prix à l'air tiède et embaumé que l'on respire dans les îles.

Les vallées de Bagnes et d'Entremont, celle du Rhône et le côteau de Saxon offrent aux baigneurs l'aspect le plus agréable, et des promenades délicieuses leur permettent de prendre un exercice salutaire qui vient en aide à l'action thérapeutique des eaux. On dirait que la nature a voulu rassembler là, cette vie végétative et animée qu'elle a refusée aux montagnes environnantes. Tous ses efforts semblent concentrés pour entretenir ces verdoyantes prairies, ces arbres répandus à profusion, ce luxe enfin dont elle a été avare pour tout ce qui entoure ce beau pays.

Les excursions que l'on peut faire au loin, soit à pied ou à dos de mulet, ont aussi une part importante dans la vie et le traitement des baigneurs ; je m'en occuperai plus loin et indiquerai les avantages qu'elles peuvent fournir.

Propriétés physiques et chimiques de l'Eau thermale de Saxon.

—

Les recherches suivantes sont extraites de la Bibliothèque universelle de Genève, elles appartiennent à M. Pyrame Morin, l'habile chimiste génevois, qui a fait l'analyse de l'eau de Saxon, en 1844.

L'eau sort exactement au pied de la montagne, dans un puits creusé au fond d'un réservoir. Le puits a environ 0,25 mètres carrés d'ouverture, sur une profondeur de 5 mètres ; le reservoir au moins 1 mètre carré de surface sur 3 de hauteur, et il est soigneusement fermé.

Caractères extérieurs. — L'eau de Saxon est limpide, inodore et presque insipide. On voit se former au fond du réservoir des bulles de gaz volumineuses, qui montent de temps en temps à la surface de l'eau ; les parois du puits et du réservoir sont couvertes de pellicules jaunes translucides.

Température. — L'eau n'éprouve pas de variations dans sa température ; elle est assez bien enfermée pour n'être pas refroidie par l'air extérieur. A la fin d'août.

un thermomètre qui est resté plongé dans le réservoir pendant 24 heures, a continuellement marqué 25°,30 C., tandis que la température de l'air a varié de 16° à 28° C. L'eau arrive dans l'établissement après avoir parcouru un canal de bois placé à 3 mètres au-dessous du sol et d'une longueur de 75 mètres; au sortir du robinet de la première baignoire, sa température est encore de 25° C. On en chauffe une partie en la faisant passer dans un serpentin placé dans une chaudière.

Quantité. — Sans compter l'eau qui se trouve en provision dans le réservoir, la source en produit par minute au moins 120 litres. Le canal peut en conduire par minute plus de 240 litres dans les baignoires.

ANALYSE.

Gaz. — Quelques bulles ayant été recueillies dans un flacon et enfermées pendant plusieurs jours avec un peu d'eau, je n'ai pu, par l'analyse, constater dans le gaz que la présence d'azote. Le liquide retenait en dissolution une faible quantité d'acide carbonique, cependant plus forte que celle qui est contenue dans l'eau de la source. Donc le gaz qui se dégage de temps en temps dans le réservoir, est composé d'*azote* et d'une légère quantité d'*acide carbonique*.

	Grammes.
Substances salines. — Je rapporte tous les résultats à.	1000 d'eau.
Acide carbonique. En chauffant une quantité déterminée d'eau à 100° C., on recueille un poids d'acide carbonique égal à 0,017 gr.; tandis que, si on sépare complètement tout l'acide carbonique par l'action d'un acide, on trouve pour la quantité totale	0,037
Pour l'estimation des autres substances, environ 6 kilogr. d'eau ont été évaporés, et le résidu assez fortement chauffé pour détruire une matière organique qui se trouve dissoute et qui modifie les réactions.	
Chlore.	0,005
Si on n'a pas soin de détruire la substance organique, le précipité qu'on obtient avec le nitrate d'argent, est noir et trop abondant.	
Acide sulfurique.	0,258
Acide nitrique.	traces.
Acide phosphorique.	traces.
Acide silicique. . } Alumine. . . . }	0,005
Magnésie.	0,125

Chaux.	0,018
Soude.	0,011
Potasse.	0,017
Oxide de fer.	traces.
Substance organique. — Glairine.	quant. indéter.
Total approximatif . . .	0,476

Sous le nom de glairine, on comprend des substances assez diverses, pour qu'il ne soit pas inutile de constater les propriétés principales de celle qui se trouve dans les eaux de Saxon. L'eau de la source, étant exposée à l'air, laisse déposer après quelques jours de petits flocons transparents. Quand elle est bien enfermée, de semblables flocons sont produits, mais seulement après plusieurs semaines, et l'eau acquiert une faible odeur d'acide sulfhydrique due à l'action de la glairine sur les sulfates. Les flocons déposés dans le réservoir de la source offrent les caractères suivants :

Ils ont jusqu'à $0^m,020$ de diamètre, ils sont légèrement jaunâtres, translucides, inodores, et d'une consistance albumineuse ; traités par l'acide chlorhydrique dilué, ils perdent leur couleur et la solution contient de l'oxide de fer.

L'eau froide dissout une légère proportion de glairine ; l'eau chaude en dissout davantage, sans changer l'apparence des flocons. Un peu d'acide chlorhydrique augmente l'action dissolvante de l'eau ; la partie albumineuse diminue, et les flocons prennent l'apparence de pellicules minces.

L'action de l'alcool, surtout de l'alcool faible, est plus prononcée que celle de l'eau ; une addition d'acide chlorhydrique fait que la partie albumineuse est assez facilement dissoute, il ne reste plus alors que des pellicules minces. L'action dissolvante de l'éther est presque nulle, même à chaud. L'ammoniaque caustique liquide augmente beaucoup le volume des flocons et les dissout en partie.

L'acide acétique dissout également la partie albumineuse après en avoir augmenté le volume ; la solution concentrée prend la forme d'une gelée soluble dans l'eau, dans l'ammoniaque et dans l'acide muriatique.

Après l'action de l'acide acétique ou celle de la potasse caustique, on obtient des pellicules minces qui, sous le microscope, présentent l'apparence d'un lichen.

De la glairine desséchée au bain-marie devient cassante ; elle ne recouvre point sa première apparence, si on la remet dans l'eau. Étant distillée à une haute température, elle donne un charbon très difficile à incinérer et dont la cendre est neutre. Le produit de la distillation est acide, cependant un essai fait avec du potassium donne du cyanure et démontre la présence d'un peu d'azote. On retrouve aussi des traces de phosphore.

En résumé, la glairine serait formée :

1° De pellicules minces paraissant appartenir au règne végétal ;

2° De parties animales, ce qui résulterait de la présence d'azote et de phosphore ;

3° D'une matière albumineuse transparente, enveloppant le tout.

Ces résultats sont confirmés par l'examen microscopique, au moyen duquel on reconnaît que des flocons récemment pris à la source, sont formés :

1° De fils confervoïdes plus ou moins tenus, longs, simples, parsemés de granules blanchâtres ou verdâtres ;

2° De beaucoup d'animaux, surtout d'infusoires de la classe des polygastriques et des vibrions ;

3° D'une masse albumineuse contenant des débris d'infusoires et de conferves.

Nature des sels.—La roche qui forme la montagne au-dessus de Saxon, est blanche, argentée avec une faible teinte bleue, se divisant en feuillets très minces.

Elle est composée : de carbonate de chaux,
contenant une forte proportion de carbon. de magnésie,
plus de l'oxide de fer,
de l'alumine,
et de la silice sous forme de sable.

Elle ne contient point d'acide sulfurique, ce qui est à remarquer, les sels dissous dans l'eau étant pour la plus grande partie des sulfates. *Je signale ce fait sans en rien conclure pour le moment sur la cause qui le produit.* Cependant la composition de la roche est telle, qu'après les résultats de l'analyse je puis admettre des carbonates terreux dissous en présence des autres sels.

L'eau, après avoir été exposée à l'air, est faiblement alcaline; si on la chauffe, cette réaction devient très prononcée et instantanée. Pendant que la température de l'eau est élevée, il se forme un précipité et on aperçoit un faible dégagement de gaz carbonique; la quantité de cet acide est précisément égale à celle qui est donnée ensuite par l'addition d'un acide; c'est-à-dire qu'on obtient séparément l'acide des carbonates neutres et celui qui transforme ces sels en bicarbonates. Si quelques kilogrammes d'eau sont évaporés fort lentement jusqu'à siccité, on remarque sur les bords de la capsule une cristallisation confuse, tandis que dans le fond on peut facilement reconnaître : 1° des cristaux cubiques qu'on trouve formés de chlorure de sodium; 2° des houppes de cristaux ayant l'apparence de sulfate de magnésie, et que l'analyse fait reconnaître comme tels. J'admets donc la présence de ces sels.

Une partie d'eau étant mêlée avec *deux* parties d'alcool absolu, on obtient après 24 heures :

Une partie des sels à l'état de solution, et le reste sous forme de précipité ayant une réaction alcaline.

La partie dissoute contient surtout du sulf. de mag.,
et du sulfate de chaux.

Celle qui est précipitée se divise par l'action de l'eau froide en partie soluble formée de sulfate de magnésie,
de sulfate de chaux.
et d'une faible proportion de carbonate de potasse, tandis que le résidu insoluble contient du sulf. de chaux,
et des traces de carbonate de magnésie.

Ainsi la potasse se trouverait à l'état de carbonate, la chaux sous la forme de sulfate, et une partie de la magnésie serait combinée à de l'acide carbonique.

Enfin, dans la chaudière où passe une partie de l'eau de la source, il se forme peu à peu un dépôt ayant une odeur analogue à celle de la vase des marais, qui est due probablement à la matière organique précipitée en forte proportion.

Ce dépôt est formé de carbonate de magnésie,
et de carbonate de chaux,
le premier provenant de la décomposition du bicarbonate de magnésie, et le second de la réaction du carbonate alcalin, devenu neutre, sur le sulfate de chaux.

Ces observations conduisent aux résultats suivants :

		Pour 1000 d'eau.
Gaz : — Azote non dissous.		
	Acide carbonique	traces.
Substances salines :	—Bicarbonate de potasse.	0,033
	Bicarbonate de mag. .	0,031
	Sulfate de magnésie . .	0,339
	Sulfate de chaux . . .	0,044
	Sulfate de soude . . .	0,016
	Chlorure de sodium . .	0,008
	Silicate d'alumine . . .	0,005
	Phosphate de chaux. .	traces.
	Nitrate de chaux . . .	traces.
	Oxide de fer	traces.
Substance organique.	—Glairine. .	quant. indéterm.
	Total approximatif	0,476

Pesanteur spécifique.—A la température de 12° C., on trouve que la pesanteur spécifique de l'eau de Saxon est la même que celle de l'eau distillée.

En retranchant de la somme ci-dessus le poids de l'acide carbonique combiné à la magnésie, et la moitié de celui combiné à la potasse, on obtiendra 0,447 pour le poids des substances fixes après leur calcination. On trouve, en effet, que 2689 gr. d'eau évaporés à siccité, donnent un résidu égal à 1,215 quand il est calciné, ce qui fait 0,452 pour 1000. Cet excès de 0,005 est dû probablement au charbon provenant de la glairine.

Conclusion.—En résumé, l'eau de Saxon est une eau saline contenant environ un demi-gramme de sels par litre, et tenant en dissolution une substance organique.

L'on voit, d'après ces analyses détaillées et consciencieuses, à quel puissant degré l'eau de Saxon est minéralisée, et l'homme de l'art, à cette simple lecture, a déjà jugé l'importance de leur action thérapeutique.

La science est aussi redevable à M. Vyder, pharmacien à Martigny, d'une bonne analyse des eaux qui sont l'objet de ce travail.

Une objection relative à la température de la source pourra être faite par les malades et même par quelques médecins, cette température n'étant pas suffisamment élevée, dans un certain nombre de cas, pour les bains et les douches. Cette question a été victorieusement traitée par M. Dupasquier dans son ouvrage sur les eaux d'Allevard, et cette réfutation n'est pas inutile, tant, ainsi que l'écrit ce savant, l'erreur a des racines profondes, même dans l'opinion des hommes éclairés ; tant les préjugés sont vivaces de leur nature et difficiles à extirper.

Si le calorique naturel des eaux thermales n'était pas de même nature que celui qui est produit par la combustion, on pourrait éprouver quelque défiance sur les résultats en voyant appliquer ce dernier aux eaux minérales.

Mais, l'on sait maintenant à quoi s'en tenir sur les nombreuses erreurs, volontaires ou non, qui ont été répétées à ce sujet. Il n'est pas un seul homme éclairé qui croie maintenant que les eaux thermales refroidissent plus lentement, à égalité de température, que les eaux échauffées au feu; qu'on peut les avaler et s'y baigner sans produire de brûlure; que les fleurs qu'on y plonge reprennent leur fraicheur, tandis qu'elles cuisent dans l'eau chaude de nos habitations, etc. La physique, mieux étudiée, et appuyée sur les expériences, a fait voir depuis longtemps quelle simplicité préside aux lois de la nature et combien elles sont invariables.

Le calorique des eaux thermales communiqué par la terre est donc reconnu parfaitement identique à celui que nous produisons artificiellement, et dans sa nature et dans les effets qu'il détermine; d'où nous pouvons conclure qu'il n'a rien de spécifique et qu'on peut l'augmenter ou le diminuer sans nuire à l'action médicatrice des eaux.

Ces réflexions sont d'ailleurs communes aux sources d'eaux thermales ayant un degré de température trop élevé pour que l'eau soit immédiatement employée et où l'on est obligé de la laisser refroidir dans des réservoirs pour diminuer sa chaleur normale.

Cependant, quelques personnes pouvant encore avoir des craintes sur l'action décomposante de l'air, on a voulu prendre toutes les précautions nécessaires pour que les eaux de Saxon soient à l'abri de ce reproche. L'eau sort de la source à quarante mètres seulement des bains; elle chemine dans des tuyaux jusqu'au calorifère où elle se divise; une partie seulement passe dans une chaudière, *hermétiquement fermée*, où elle acquiert une chaleur suffisante pour échauffer convenablement celle qui arrive dans les cabinets avec une chaleur *naturelle* de 25 à 26 degrés centigrades.

Enfin, pour vaincre la susceptibilité la plus scrupuleuse, je ferai remarquer que l'eau de Saxon étant appliquée en première ligne aux affections nerveuses, comme nous le verrons plus loin, il est très souvent utile de l'employer à sa température naturelle qui convient surtout à cette classe de maladies. Le bain tempéré paraît d'autant plus précieux pendant les chaleurs de l'été, saison dans laquelle les bains froids sont une jouissance et les bains chauds presque un supplice.

Historique de la Source, Description de l'établissement des Bains.

Tout porte à croire que l'eau de Saxon n'est rien autre que celle qui, du temps des Romains, alimentait des bains célèbres qui ont donné le nom à la vallée de Bagnes et les armoiries au village du même nom, bains dont l'on trouve des traces dans cette vallée située au-dessus de celle du Rhône, qui n'en est séparée que par la montagne contre laquelle est adossé l'établissement. L'on a même remarqué qu'une source avoisinant ces anciens thermes, et dont l'eau offre les mêmes caractères extérieurs que celle de Saxon, a presque entièrement disparu depuis que celle-ci est devenue plus abondante.

La découverte de la source de Saxon remonte assez loin pour qu'il ne soit pas possible de la préciser exactement. Les plus anciens habitants de Saxon, dit M. le docteur Claivaz dans un travail sur les eaux, publié en 1842, rapportent qu'on attribuait jadis une vertu magique à cette eau, à cause de quelques guérisons remarquables opérées sur plusieurs personnes, et que l'on avait coutume de placer de petites croix aux environs de la source en signe de reconnaissance; aussi la nommait-on la Fontaine-aux-Croix, la Fontaine chaude.

Diverses anecdotes amusantes se mêlent à ce récit et donnent à l'origine de la source un caractère mystique et fabuleux.

Avant les travaux qui furent pratiqués, l'eau ne paraissait que pendant deux mois de l'été, souvent même elle manquait des années entières, et cette intermittence ne contribuait pas peu à établir chez le peuple l'idée de quelque chose de surnaturel.

Ce n'est qu'en 1839 que des guérisons remarquables de maladies nombreuses et diverses fixèrent l'attention du docteur Claivaz et provoquèrent d'importants travaux. Des fouilles furent pratiquées jusqu'à vingt pieds de profondeur, où l'on trouva le rocher à nu, jetant par une large fissure une source abondante à la température de 26 degrés centigrades.

Bientôt des bains provisoires furent établis et un grand nombre de malades vinrent y chercher la guérison de leurs souffrances.

Les premiers succès obtenus par l'usage des eaux de Saxon furent d'autant mieux remarqués et d'autant plus concluants que les baigneurs se trouvaient placés dans les circonstances les plus défavorables au traitement par les eaux thermales; ils étaient logés à une grande distance des bains qu'ils fréquentaient à pied deux fois par jour, exposés ainsi au vent, à la pluie, en un mot, à tous les inconvénients d'un pareil trajet, qui devenait même dangereux pour des malades qui venaient de sortir de l'eau.

Si l'on joint à cela le manque d'un régime convenable, le peu d'observance des règles hygiéniques, on sera réellement étonné des nombreuses cures qui ont été observées.

Aujourd'hui ces inconvénients ont totalement disparu : le bâtiment des bains se trouve contigu à un vaste et confortable hôtel; il est joint à ce dernier par un passage fermé qui met les malades à l'abri des refroidissements subits et des courants d'air. Trente cabinets, contenant une, deux et trois baignoires, sont à la disposition des malades, de sorte que quatre cents bains peuvent au besoin être administrés par jour.

Le nouveau propriétaire de l'établissement, frappé de l'importance que les bains acquièrent chaque année, exécute dès à présent d'immenses améliorations qui rendront le séjour de Saxon on ne peut plus agréable. Désormais les artistes de mérite auront une salle digne de leurs concerts; l'on dansera dans un très joli salon de bal; des jeux de toute espèce seront institués; des restaurants, un salon de lecture, seront constamment ouverts, et l'on pourra y lire les journaux des principaux États de l'Europe.

Au dehors, un magnifique jardin anglais, des jeux en plein air pour les dames et les enfants, compléteront cet ensemble charmant.

Mode d'administration de l'Eau thermale.

Les eaux sont administrées sous les formes les plus variées : à l'extérieur, en bains entiers ou partiels, douches, fomentations, lotions, vapeurs, etc. ; à l'intérieur comme boisson, ou en injection, clystères, etc.

L'usage du bain est ordinairement limité à un ou deux par jour ; leur durée varie de vingt minutes à plusieurs heures, selon le cas pour lequel on les emploie, l'état du malade, sa constitution ; en raison du temps depuis lequel on en fait usage, d'après enfin nombre de particularités prises en considération par le médecin.

Le bain russe et égyptien construit avec soin sur les meilleurs modèles français et étrangers, est appliqué aux affections qui en réclament l'emploi.

Les douches si importantes dans les établissements d'eaux minérales, trouvent fréquemment une utile application.

La dose de l'eau de Saxon, employée en boisson, varie entre deux verres et un ou deux litres par jour.

prise en quelques heures; il est prudent de commencer toujours par une petite quantité.

L'eau est ordinairement bue à la source en mettant quelques instants d'intervalle entre chaque verre pour en faciliter la digestion qui s'en opère aisément pendant une promenade lente. Elle peut aussi être mêlée au vin dont on fait usage pendant les repas pour remplacer l'eau ordinaire; mais cette coutume est plutôt adoptée par les personnes qui ont quitté la source et et auxquelles l'usage de l'eau est encore nécessaire.

Enfin, toutes les formes possibles d'employer une eau minéralisée comme agent thérapeutique, sont réunies dans l'établissement, où les améliorations les plus larges sont constamment l'objet de la sollicitude du propriétaire.

Les médecins pourront donc faire suivre là à leurs malades, tous les traitements mis en usage jusqu'à ce jour, et la méthode hydrosudopathique lorsqu'ils en désireront l'application, pourra être parcourue dans toutes ses phases avec une parfaite régularité.

Action physiologique.

L'eau thermale de Saxon doit être évidemment classée dans cette catégorie d'eaux minérales désignée sous la dénomination *d'eaux salines*, et la proportion considérable de sels neutres, fournie par les analyses, indiquent assez qu'elle doit être placée au premier rang. Aussi ses effets généraux sont-ils ceux produits ordinairement par cette classe, effets toutefois très marqués et en rapport avec ses qualités chimiques.

Trois appareils importants de l'économie animale ne tardent pas à recevoir une impression directe de l'usage des eaux, qui se traduit par une modification de leurs fonctions. La peau surtout présente des phénomènes très appréciables : c'est une éruption à formes variées selon les individus, laquelle est désignée sous le nom de *poussée*, et considérée généralement comme un symptôme favorable à la guérison ; quoiqu'il soit bien reconnu qu'il n'est pas absolument nécessaire pour l'obtenir. Un grand nombre de maladies sont en effet améliorées ou guéries sans que ce phénomène ait été observé ; lorsqu'il se manifeste, il nécessite les soins hygiéniques généraux des affections éruptives.

Cette éruption se présente souvent sous forme de papules, ou bien elle affecte la forme vésiculeuse ; d'autrefois ce sont des pustules isolées qui se manifestent, quelquefois une simple rougeur érysépélateuse est seule remarquée.

Les bains seulement ne déterminent pas *la poussée*, l'eau prise en boisson la favorise, et l'on a souvent vu ce dernier mode suffire seul pour la produire.

Les fonctions digestives sont presque constamment modifiées après les premiers jours que l'on passe aux eaux ; l'appétit est diminué, il y a de la soif, une légère douleur se manifeste dans la région épigastrique, etc. ; cependant, ces symptômes ne tardent pas à s'évanouir : la soif diminue, l'appétit revient non-seulement à son état normal, mais est presque toujours augmenté ; toute espèce de douleur disparaît et un sentiment de bien-être s'empare du malade.

Les urines augmentent constamment de quantité, elles sont plus pâles et plus aqueuses.

Plusieurs autres fonctions éprouvent aussi quelquefois des perturbations de différents caractères, mais elles reprennent bientôt leur régularité habituelle, et souvent même elle est beaucoup plus grande qu'elle n'était auparavant.

Propriétés thérapeutiques jugées d'après l'expérience.

Les effets physiologiques que produisent ordinairement les eaux de Saxon sur l'homme sain, ont déjà révélé la puissance de leurs propriétés thérapeutiques ; aussi me suis-je empressé de les citer, adoptant en cela la marche suivie par M. le professeur Trousseau et tous les bons observateurs qui étudient consciencieusement un médicament quelconque.

L'on voit de suite que leur effet étant excitant et légèrement dépuratif, plusieurs grandes classes de maladies et surtout les maladies chroniques peuvent être avantageusement modifiées ou guéries par leur usage. Loin de moi, cependant, la pensée de présenter ces eaux comme une panacée universelle ; cette erreur dans laquelle sont tombés presque tous les balnéographes, est commune aux auteurs qui écrivent sur un médicament et qui le vantent à l'excès, soit par un enthousiasme irréfléchi, soit par une cause beaucoup moins pure. Nul doute, cependant, que chacun éviterait cette exagénération, si l'on réfléchissait qu'elle sera la première et la plus puissante cause du discrédit de la chose vantée.

Il est donc un devoir pour moi en énumérant les maladies auxquelles conviennent les eaux de Saxon, d'y joindre l'indication de celles qu'il serait inutile ou imprudent d'y conduire, et pour commencer cette élimination, l'on peut déjà rayer presque toutes les maladies offrant le caractère aigu et les affections très récentes, du nombre de celles qui peuvent y être guéries.

Qu'il soit seulement bien entendu que tous les cas pathologiques, dont je vais parler, ont été expérimentés aux eaux et observés avec soin. Je pourrais, si la nature de cet ouvrage le comportait, rapporter tout au long de nombreuses observations qui ne peuvent laisser aucun doute ; non-seulement celles appartenant à beaucoup de médecins ou qui me sont personnelles, mais beaucoup d'autres particulières à l'honorable praticien de Martigny, M. le docteur Claivaz, qui a observé minutieusement sur les lieux et m'a confié la relation détaillée d'un grand nombre de ces cas, en ce moment sous mes yeux et encore inédite ; elle vient s'ajouter aux faits déjà publiés par lui et les confirmer.

AFFECTIONS NERVEUSES.

Les maladies chroniques du système nerveux doivent

être placées au premier rang parmi celles qui sont habituellement guéries par les eaux de Saxon ; toutes les névralgies et le plus grand nombre des névroses peuvent être traitées avec succès. C'est surtout dans ces affections qu'en outre de l'action médicatrice des eaux, une salutaire influence est exercée par le séjour d'une localité totalement différente de celle que l'on habitait auparavant. Le changement d'air, l'intérêt des excursions, la beauté et la variété des sites, l'abandon du genre de vie que l'on suivait, pour une manière de vivre plus conforme aux vœux de la nature ; tout vient contribuer à agir sur le moral et le physique du malade, et à déterminer des guérisons que l'on eût vainement espérées dans d'autres conditions.

Les bains et les douches de diverses formes sont le mode d'administration le plus utile dans ces maladies ; toutefois, leurs espèces variées et nuances diverses ont besoin d'être observées par les médecins de la localité, habitués à manier les eaux et à régler leur emploi.

GASTRALGIES, ENTÉRALGIES.

Ces maladies qui, en outre de la douleur qu'elles déterminent, affectent si péniblement le moral, trouvent presque toujours aux eaux de Saxon une guérison ou un soulagement marqué. Tous les praticiens qui ont beaucoup observé la gastralgie, savent quelle puissance les eaux salines ont sur ces affections ; aussi manquent-ils rarement d'en conseiller l'usage, lorsque les malades sont dans des conditions sociales qui peuvent le leur permettre. Que de malades, par exemple, envoyés aux eaux par l'habile docteur Barras, et revenus guéris ou en voie de guérison.

A peine les gastralgiques séjournent-ils à Saxon que leurs souffrances diminuent et qu'ils cessent d'observer avec inquiétude les symptômes qui ailleurs les occupaient constamment; au bien-être que leur procure l'usage des eaux viennent s'ajouter les mille distractions si nécessaires dans ces maladies.

Dans les entéralgies surtout, l'usage de l'eau à l'intérieur est utilement ajouté à celui des bains : quelques verres pris le matin à la source activent et favorisent la guérison.

Il faudra s'abstenir des eaux sous quelque forme que ce soit lorsqu'à ces névralgies viendra se joindre une phlegmasie aigüe des voies digestives, circonstances assez rares mais observées dans la science, dont j'ai moi-même suivi deux cas aux eaux thermales de Plombières et que j'ai cités ailleurs. (*Dissertation inaugurale*, Paris, 1842.)

Une seule saison aux eaux de Saxon ne suffit pas toujours pour guérir complètement la gastralgie : trop souvent le retour aux habitudes premières, le genre de vie que l'on mène dans le monde, ramènent quelques symptômes de la maladie et viennent de nouveau désespérer le malade; c'est alors qu'il doit se rappeler le premier avantage qu'il a retiré du séjour aux eaux, s'arracher courageusement aux causes perturbatrices de sa santé et courir vers la Suisse, à la conquête d'une guérison solide et durable.

DYSPEPSIE.

Je ne puis omettre de citer cette variété des maladies de l'estomac, tant elle est influencée par le traitement des eaux.

Je n'embrasse pas toutefois, avec Cullen, sous cette dénomination toutes les affections nerveuses de l'estomac; je crois au contraire, avec Pinel, qu'il doit être restreint aux circonstances dans lesquelles les digestions sont lentes et laborieuses. Dans cette classe se rangent naturellement les trois variétés admises par M. Dalmas.

Maintenant que le sens de cette expression est bien défini; je puis affirmer que l'on peut, avec certitude de succès (autant que ce mot certitude puisse avoir de valeur en médecine), envoyer aux eaux de Saxon un malade dont la digestion sera habituellement longue, pénible, accompagnée de pesanteurs, de malaises, d'anxiétés à la région épigastrique, d'éructations, de borborygmes, de flatuosités et suivie d'une constipation opiniâtre.

L'avantage des eaux ne sera cependant bien marqué que dans la dyspepsie purement nerveuse, facile à reconnaître et par son intermittence et par sa marche particulière, de celle qui accompagne souvent une foule de maladies aigües ou chroniques, et qui en est alors symptomatique. C'est à l'expérience et à la sagesse du médecin consulté par le malade à établir ce diagnostic différentiel.

ASTHME.

Lorsque l'asthme sera lié à une affection du cœur ou des gros vaisseaux, à une lésion de l'appareil respiratoire ; non seulement il ne sera jamais guéri, mais il sera *constamment aggravé* par l'usage des eaux de Saxon et de toutes les autres eaux salines.

L'asthme nerveux seul, malheureusement le plus rare pourra être sinon guéri, mais au moins soulagé, et dans la catégorie d'exclusion ne devra-t-on tout au plus se permettre d'envoyer aux eaux, que les malades seulement atteints d'emphysême pulmonaire ou de catarrhe pulmonaire chronique.

Ils devront encore s'estimer heureux de trouver quelque soulagement à une maladie aussi pénible, dans laquelle tant de médications diverses auront si souvent échoué.

HYSTÉRIE.

Cette maladie si heureusement influencée par le changement de climat, trouve non seulement à Saxon les avantages d'un air pur et salutaire, mais encore des eaux qui par leur excitation sur la peau et le tube digestif déterminent une heureuse modification dans les accès. C'est surtout lorsqu'ils sont peu intenses, c'est-à-dire non acccompagnés de véritables convulsions que l'on peut pronostiquer la guérison.

Les bains tempérés et les douches également tempérées ou mêmes froides sont les moyens dont on se sert habituellement pour combattre cette affection.

ÉPILEPSIE.

Lorsque cette maladie ne reconnaît pas pour cause, une lésion organique importante, elle est avantageusement traitée par les eaux thermales qui sont l'objet de ce travail. Elle ne sont, bien entendu, qu'un des éléments du traitement qui doit varier avec les cas qui se présentent; saignées, révulsifs, etc. Cependant l'on peut facilement se convaincre qu'elles contribuent puissamment dans les cas simples, à diminuer le nombre et la durée des accès et par suite à en prévenir le retour.

Il suffit d'un peu de réflexion sur cette maladie pour convenir que les eaux aidant, l'on aura mille fois plus de chances pour la guérison dans un pays aussi pittoresque que dans les espèces de cloîtres où l'on traite souvent ces infortunés.

HYPOCHONDRIE.

Cette affection a souvent été améliorée ou guérie aux bains de Saxon, et nul doute que quelques-uns des médecins de France ou d'Allemagne, qui ont constaté ces guérisons, les ont attribuées en partie à l'influence de la localité. Si l'on songe que cette maladie est souvent accompagnée d'affections auxquelles les eaux salines sont favorables, on sera mieux disposé à leur faire une plus large part. Ainsi, il n'est pas rare de voir l'hypochondrie compliquer la gastralgie ou d'autres névralgies ; ou bien de la rencontrer unie à des engorgements des viscères abdominaux, qui sont comme nous le verrons plus loin, favorablement influencés par cette classe d'eaux thermales.

Des cas d'hypochondrie se sont présentés aux eaux de Saxon, et la guérison du plus grand nombre, d'après les renseignements pris, a paru se maintenir.

DÉBILITÉ MUSCULAIRE.

L'affaiblissement des extrémités qui se rencontre assez souvent chez les gens ayant abusé de certains plaisirs ou chez lesquels un travail opiniâtre, des excitations de tout genre, ont fini par déterminer une espèce de demi paralysie, retire un très grand avantage des eaux thermales. Ce sont principalement ces malades qui doivent observer avec une sévérité minutieuse les règles hygiéniques que l'on y met en pratique, lesquelles doivent avec les bains d'eau et de vapeur, les douches, etc., concourir à leur faire recouvrer la force et l'agilité des membres.

MALADIES DE L'UTÉRUS.

Prescrire un médicament quelconque contre toutes les maladies de la matrice, est le fait de l'ignorance ou du charlatanisme ; c'est assez dire que les eaux de Saxon ne sont puissantes que dans quelques-unes de ces affections.

Ainsi de nos jours ou la cautérisation si utile dans quelques cas spéciaux est devenue la panacée universelle de ces maladies ; que de femmes supportent des opérations sinon dangereuses au moins inutiles. L'un adopte les acides concentrés et les applique à tous les cas, tel autre emploie la potasse caustique ou le nitrate d'argent fondu, tandis qu'un autre s'arme du fer rouge. Je suis loin de blâmer la puissance et l'importance de la cautérisation, mais je maintiens qu'un nombre considérable de cas eut été guéri sans qu'il eut été nécessaire d'y recourir.

Les eaux ont au moins cela d'avantageux, qu'employées convenablement elles ne peuvent jamais nuire, et que beaucoup de femmes reviennent guéries à la fin de la saison.

ENGORGEMENTS DE L'UTÉRUS.

C'est surtout cette affection, trop souvent traitée par des moyens irritants, qui obtient une heureuse guérison des eaux : les bains tempérés et à une certaine période du traitement, les douches ascendantes sont les moyens principaux que l'on met en usage. Les promenades lentes, les excursions à petite distance, quelques-unes plus longues en voiture ou à dos de mulet, sont seules permises aux dames atteintes de cette maladie, qui ne peuvent, sans danger, se joindre aux joyeuses caravannes formées par d'autres classes de malades ou d'autres personnes attirées seulement par le plaisir.

Ce serait une erreur grossière de chercher aux eaux une guérison contre les squirres de cet organe ; ils ne peuvent tout au plus recevoir qu'une modification passagère.

STÉRILITÉ.

Les causes qui la déterminent peuvent disparaître par l'usage des eaux, c'est donc comme cela qu'on parvient à la vaincre. De même que le fameux trou des capucins de Plombières, qui offre une douche naturelle ascendante; elles ne peuvent être préconisées d'une manière empirique, mais seulement dans les cas où le diagnostic peut être établi.

On aura donc chance de vaincre la stérilité, lorsque l'affection qui la produit, pourra être attaquée par les eaux, et ces cas sont encore assez nombreux, pour que bien des femmes doivent aux eaux thermales, les joies de la maternité.

La grossesse est cependant une contre-indication formelle des eaux de Saxon; elles seraient presque toujours nuisibles, à cause de l'excitation qu'elles déterminent.

AMENORRHÉE.

L'action excitante produite par les eaux, leur force tonique sur les fonctions organiques et aussi leur influence directe sur l'utérus, sont des moyens importants pour faire cesser l'amenorrhée.

Là encore, le diagnostic différentiel devra faire éliminer un certain nombre de cas dans lesquels les eaux seraient inutiles. C'est à la sagacité du médecin consulté qu'est réservé ce choix; et lorsqu'il aura été bien fait, on verra la menstruation se régulariser en même temps que les autres fonctions presque toujours altérées.

LEUCORRHÉE.

Cette maladie inconnue dans les campagnes, déjà fréquente dans les petites villes, et si commune dans nos grands centres de population, est tantôt l'effet, tantôt la cause de cette débilité dont sont affectées un si grand nombre de femmes. La pâleur du visage, un cercle noir autour des yeux, des crampes insupportables d'estomac, manquent rarement d'accompagner des flueurs blanches abondantes.

Bon nombre de femmes sont venues chercher et trouver aux eaux de Saxon, un remède salutaire à ces tristes prérogatives. Il faut bien toutefois séparer de la maladie simple ou légèrement compliquée, des cas encore assez nombreux où elle n'est que le symptôme d'une affection plus sérieuse; encore est-il que, dans bien des circonstances, les eaux seront aptes à faire disparaître et l'effet et la cause.

RHUMATISMES.

Dans les affections rhumatismales chroniques, les eaux thermales de Saxon ont eu de nombreux succès, partageant en cela les avantages de cette classe d'eaux minérales, mais les partageant largement à cause de leur haute minéralisation.

C'est principalement le traitement externe qui convient à cette maladie ; il doit être souvent employé avec une grande activité et quelquefois, dans certaines affections rebelles, une seule saison ne suffit pas pour une guérison complète. Les praticiens savent quels infructueux efforts sont souvent tentés par les moyens ordinaires contre le rhumatisme chronique. Aussi, l'emploi régulier des eaux, leur semble-t-il fréquemment la dernière planche de salut du malade.

Non-seulement, de nombreux étrangers ont dû leur guérison aux eaux de Saxon, mais les villages voisins de la source, sont remplis de gens qui, là, ont trouvé la fin de leur infirmité.

ENGORGEMENTS VISCÉRAUX.

Les engorgements chroniques des organes abdominaux, lorsqu'ils ne reconnaissent pas pour cause une lésion organique profonde, sont traités avec le plus grand succès par les eaux de Saxon. De nombreux cas d'hypertrophie des organes glanduleux de l'abdomen, le foie, la rate, etc., après avoir épuisé à la suite de la période inflammatoire, tous les révulsifs habituellement employés, se trouvent soumis à une action médicatrice qui est légèrement excitante et favorable à la résolution de la maladie. Ce genre d'affections doit être, pendant le traitement, l'objet de la surveillance incessante du médecin, afin de ne pas dépasser les sages limites d'une excitation salutaire, et d'employer les autres moyens que peuvent réclamer les phases variables de la maladie.

L'eau prise à l'intérieur, joue un grand rôle dans ces cas pathologiques que l'on désignait autrefois sous le nom collectif d'*obstructions*. On voit souvent les malades en porter la dose à plusieurs litres par jour, après avoir toutefois commencé par de petites doses et pour ainsi dire d'essai; car il est peu d'affections chroniques dans lesquelles on doive procéder avec plus de prudence et de lenteur.

MALADIES DE LA PEAU.

Un certain nombre de ces maladies, affectant les formes légères et chroniques, sont guéries à l'aide de la poussée dont j'ai parlé à propos des effets physiologiques de l'eau de Saxon, que l'on mettrait à tort sur la même ligne que les eaux sulfureuses pour combattre une foule de dartres, rebelles aux moyens ordinairement usités. Cependant elles peuvent être utiles dans beaucoup de cas, et un grand nombre d'observations recueillies avec soin, prouvent que ce médicament n'est pas à dédaigner des dermatologistes. Ce n'était pas sans de puissantes raisons qu'Alibert était si engoué des eaux minérales.

SCROFULES.

L'affection scrofuleuse légère et commençante, ou plutôt l'exagération du tempérament lymphatique, est presque toujours enrayée par les eaux de Saxon, aidées de l'air salubre du climat, des excursions que font les malades dans les montagnes, exposés à une insolation régénératrice, dont l'influence est marquée chaque jour par de nouveaux progrès dans la guérison.

Beaucoup de malades arrivent aux eaux avec une bouffissure du visage, gonflement des lèvres, flacidité et décoloration de la peau, rougeur du bord libre des paupières, qui reviennent aux lieux de leur habitation avec cette fraîcheur et cette vigueur de teint qu'ils n'eussent jamais recouvrés en restant chez eux. C'est dans ce cas que le médecin du malade, loin de rester oisif, doit s'attacher à consolider la guérison par les moyens toniques et appropriés, qui seuls n'auraient pu suffire.

A cette affection se rattachent surtout les guérisons de *maladies des yeux* observées aux eaux de Saxon : depuis longtemps les paysans s'en servaient en collyre avant qu'aucun médecin eut reconnu l'importance de la source ; ils en retiraient des résultats dont la réputation s'étendait de jour en jour. L'on doit cependant concevoir combien ce moyen, que l'on pourrait à la rigueur employer chez soi, est faible comparativement aux autres formes d'administrer l'eau destinée à agir sur la constitution générale.

SYPHILIS.

Jamais l'eau de Saxon, non plus qu'aucune eau minérale, ne suffira à guérir une syphilis constitutionnelle véritable ; mais il est nombre de cas dans lesquels elle peut être utile.

Il n'est pas rare de rencontrer dans la pratique médicale des individus qui, ayant usé largement des mercuriaux, de l'iodure de potassium, des sudorifiques de toute espèce ou d'autres moyens, sont encore atteints de légers symptômes qui se montrent de temps à autre, particulièrement à la peau, et qui, sans avoir le caractère vénérien, ne laissent pas que de les inquiéter beaucoup ; d'autant plus que, se présentant sous des formes variées et nullement tranchées, elles laissent le médecin, qui a employé tous les secours de l'art, désarmé contre un ennemi caché et fugitif, espèce de protée dont on ne peut cependant nier la présence.

C'est dans ces cas où les eaux de Saxon, par leur action excitante et dépurative jointe à un salutaire exercice, trouvent une juste et utile application.

Quoique je vienne d'examiner sommairement un grand nombre de maladies, je ne pense pas que l'on puisse me reprocher d'être tombé dans l'erreur que je signalais avant de les passer en revue. En effet, si l'on veut consulter les cadres nosologiques de la science, combien sera petite et modeste la liste que je viens de présenter. J'ai fait, il est vrai, un grand nombre d'omissions, mais c'est au praticien (et il n'en est peut-être pas un seul qui n'utilise les eaux minérales), c'est au praticien, dis-je, à examiner avec attention l'analyse de la source de Saxon, qui a pour garantie un chimiste savant et consciencieux; à prendre en considération l'influence de la localité d'où la nature la fait jaillir, et nul doute que ce médicament, étudié de plus en plus et mis en pratique, n'occupe bientôt un rang très important dans la thérapeutique des maladies chroniques.

Dans quelle saison doit-on fréquenter les Eaux? Quel régime doit y être suivi?

La saison des eaux commence avec le mois de mai et finit avec le mois de septembre; il est cependant peu de malades qui la parcourent tout entière; deux mois suffisent très souvent au traitement, et il est alors plus favorable de choisir ceux pendant lesquels la température de l'air est la plus élevée; c'est donc juin et juillet qui jouissent du privilège de voir affluer le plus grand nombre de baigneurs. Il est vrai de dire aussi que chaque année est rarement semblable à celle qui précède ou qui suit, car l'une permet d'ouvrir dès le 1er mai, tandis que l'autre a besoin d'arriver au 15 ou 20 pour que la chaleur soit suffisante. Quelquefois les beaux jours se prolongent jusqu'au 1er octobre, et d'autres fois leur durée est de beaucoup abrégée.

Il est cependant des cas dans lesquels les eaux pourraient être employées toute l'année, sans aucun inconvénient, si cela était nécessaire.

Le régime a besoin d'être constamment indiqué par les médecins des eaux; car, à tels malades on permettra les courses les plus lointaines, l'exercice le plus actif, et à tel autre on conseillera de courtes promenades seulement.

Se coucher de très bonne heure et se lever matin, est la pratique usitée à Saxon, ce dont tout le monde se trouve à merveille. Combien de gens énervés par les plaisirs de l'hiver, obligés alors de dormir pendant la nuit et de veiller pendant le jour, trouvent déjà, dans cette nouvelle habitude, un puissant moyen d'améliorer leur santé.

La tempérance est comme partout, toujours conseillée aux malades, mais la frugalité, presque impossible à observer sur les tables, ne trouve pas toujours assez de partisans. Heureusement que la vie qu'on mène aux eaux, active singulièrement les fonctions digestives, et vient au secours de ceux dont l'appétit, fortement excité, chercherait en vain dans une autre manière de vivre, un stimulant aussi puissant.

L'on ne doit jamais omettre en partant pour Saxon, de se munir de vêtements chauds, destinés à être portés le matin et le soir; car, dans les pays de montagnes, la température est bien différente au commencement et à la fin de la journée de ce qu'elle est dans le milieu du jour. Grâce à ces précautions qu'il ne faut pas négliger, on pare à cet inconvénient qui se rencontre au reste à presque toutes les sources d'eaux thermales.

Avantage topographique particulier des Bains de Saxon.

—

L'exercice dans un air pur, joue un si grand rôle dans le traitement des eaux thermales, qu'un grand nombre de médecins n'hésite pas à lui accorder la part la plus importante dans la guérison. Loin de nier cette influence, je crois, au contraire, qu'elle a une bien grande puissance et sur le physique et sur le moral des malades.

C'est ce qui explique peut-être le succès croissant de l'établissement de Saxon, comparé aux autres sources, offrant une certaine analogie de composition chimique. Cette source jouit, en effet, par sa situation, de tant d'avantages, qu'il n'est pas possible de les discuter ; non-seulement les promenades et excursions offrent un intérêt des plus vifs, mais tous les genres d'exercice se trouvent réunis pour le besoin des baigneurs. La chasse qui leur est permise pendant toute la saison des eaux, la pêche même au filet dans le Rhône, viennent combler les loisirs de la journée, activer et augmenter les forces.

Les amateurs de minéralogie rencontrent à chaque pas les échantillons les plus variés. Ceux qui cultivent la botanique, trouvent sur le beau côteau de Juilly, fréquenté par de nombreux botanistes qui y viennent de toutes les parties de la Suisse, les plantes les plus rares. Enfin, les entomologistes font fructueusement la chasse aux insectes, et l'on sait que les Alpes de la Suisse sont une des sources principales de richesse pour les collections de ce genre.

Les excursions rapprochées ou lointaines sont tellement importantes pour les personnes qui fréquentent les eaux minérales, qu'il n'est pas un seul de ces établissements où quelques lieux plus ou moins remarquables ne soient à l'avance désignés à la curiosité des baigneurs. Mais leur attente est souvent trompée, et le but de leurs promenades est quelquefois tellement insignifiant, qu'après deux ou trois déceptions de ce genre, le plus grand nombre préfère marcher uniquement pour l'exercice lui-même et errer à l'aventure. Il est, en effet, telles eaux minérales qui n'ont de ce côté d'autres ressources que les objets les plus simples, les sites les plus monotones. Là, on fait une lieue pour visiter un moulin ; ici, l'on marche plusieurs heures pour voir une modeste fontaine ; ailleurs, c'est un ruisseau que vous avez à contempler ; aussi est-on parfois étonné soi-même de la bonne foi avec laquelle on s'est confié aux renseignements des habitants du pays.

La situation topographique des eaux de Saxon est tellement exceptionnelle sous ce rapport qu'elle lui donne un avantage immense sur les autres sources. Là, vous ne pouvez faire un pas sans qu'un objet nouveau ne vienne vous intéresser, et la vue n'a qu'à choisir les sites les plus variés.

Indépendamment des petites excursions, plusieurs autres peuvent être exécutées en un jour, qui doivent laisser à l'âme de profonds souvenirs. Sans énumérer la multitude d'endroits importants où l'on peut rayonner en partant de Saxon : je citerai la belle vallée de Chamouny, tant de fois visitée et décrite, qu'on ne peut parler de la Suisse pittoresque sans prononcer son nom ; quoique ce qui paraît incroyable au premier abord, elle soit découverte depuis à peine un siècle. Et parmi ses détails, comment ne pas conserver la mémoire du glacier des Bossons ; de ce verdoyant plateau que l'on appelle le Montanvert ; de la belle rivière de l'Arve ; de la fameuse mer de glace, etc., etc.

Le grand Saint-Bernard, qui ne peut être comparé à rien, et qui est encore grandi par ses souvenirs historiques, peut aussi être visité en un jour.

Le lac de Genève, avec ses eaux bleues et mousseuses, dont la belle couleur particulière est encore un objet de discussion parmi les physiciens et les chimistes, offrant sur ses bords intéressants, tantôt les sites les plus champêtres, tantôt l'aspect sévère de la neige et des glaces.

Et Genève elle-même, cette belle ville presque française, avec son activité incessante, son fleuve et ses quais majestueux ; Genève, où nous retrouvons les noms célèbres de Calvin, Jean-Jacques, Mme de Staël, Voltaire.

Qu'il me soit permis, en terminant, de rendre un hommage public à M. le docteur Claivaz, savant praticien de la localité, dont les notes et les observations prises sur les lieux mêmes et qu'il a généreusement mises à ma disposition, m'ont considérablement facilité ce travail. Puissent les sentiments de reconnaissance dont sont pénétrés pour lui les habitants de ce beau pays, le récompenser un peu de son dévouement et de son mérite.

Nota. L'administration des Bains de Saxon voulant tenir les médecins au courant de tout ce qui regarde leurs malades et leur faciliter la suite du traitement lorsqu'il ne sera pas achevé ; se propose de donner à chaque baigneur qui quitte la source, une note détaillée des divers phénomènes qui auront été observés pendant son traitement, par les médecins attachés à l'établissement. Ceux-ci liront également avec intérêt et tiendront compte des recommandations écrites, dont les praticiens voudront bien charger leurs malades.

Il est presque inutile de dire que MM. les docteurs qui désireront suivre le traitement sur place, ou s'y soumettre pour leur propre compte, seront toujours comme par le passé, reçus d'une manière distinguée et honorable.

Le dépôt général des Eaux de Saxon est établi à la pharmacie SAVOYE, *boulevard Poissonnière, n° 4.*

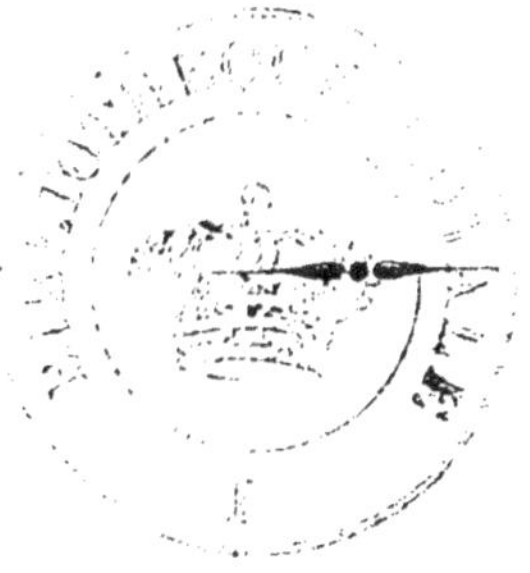

TABLE DES MATIERES.

www.ingramcontent.com/pod-product-compliance
Lightning Source LLC
LaVergne TN
LVHW011958160826
845678LV00002B/602
9782329682822